AF579585

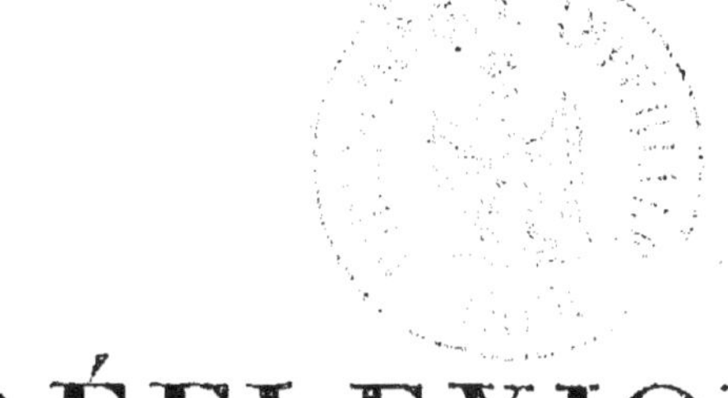

RÉFLEXIONS

SUCCINCTES

SUR LES DENTS ET LA DENTITION.

RÉFLEXIONS

SUCCINCTES

SUR LES DENTS ET LA DENTITION.

PAR P.-L.-S. DAUDY,

CHIRURGIEN-DENTISTE, DE LA FACULTÉ DE MÉDECINE DE PARIS, ETC.

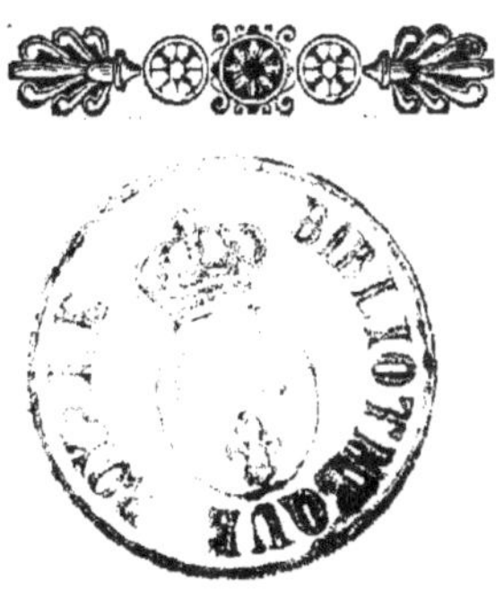

LIMOGES,

IMPRIMERIE DE F. CHAPOULAUD, PLACE DES BANCS.

M. DCCC. XLII.

A mon père, chirurgien de la Maison-Centrale de détention de Limoges et de la Société-Maternelle de la même ville, etc., et à M. le chevalier LE MAIRE, chirurgien-dentiste de LL. MM. le roi et la reine de Bavière, etc.

C'est à toi, mon père, que je dois, outre l'existence, ma première éducation; c'est dans tes bonnes et amicales leçons que j'ai puisé mes premières connaissances dans l'art chirurgical: comme tu me destinais à la pratique de la chirurgie dentaire, profession honorée dans toute l'Europe, depuis qu'elle n'est plus le domaine de l'empirique, tu m'as envoyé à Paris, dans ce foyer de sciences et de lumières, pour faire les études relatives à cet art, et m'y perfectionner. Tu m'as confié aux soins de M. le chevalier LE MAIRE; *je ne puis me refuser à reconnaître les obligations que je dois à ses lumières, à son expérience, et au zèle qu'il a mis à mon instruction. Sous ce rapport, c'est, après toi, à lui que je dois toutes mes connaissances; je crois donc qu'il est de mon devoir de vous dédier à l'un et à l'autre l'opuscule par lequel je débute dans la carrière que tu m'as destinée. Je vous supplie tous deux d'agréer ce faible tribut de mon éternelle reconnaissance; et toi, mon père, de vouloir bien trouver dans mon hommage la preuve de mon profond respect et des sentimens que mon devoir m'impose ainsi que la nature, et avec lesquels je serai toujours*

ton fils très - soumis.

P.-L.-S. DAUDY.

AVERTISSEMENT.

Je n'ai point la prétention de porter dans cette brochure mes vues jusque sur la formation et sur la structure des dents : cette matière a été traitée avec beaucoup de soins et de talens, en Angleterre, par le célèbre Hunter, par le docteur Blake et par Fox; et l'illustre M. Cuvier, qui a fait faire en France de si grands progrès à l'anatomie comparée, a jeté lui-même sur ce sujet des lumières auxquelles il serait difficile de rien ajouter. Une discussion de cette nature ne pourrait, d'ailleurs, intéresser que ceux qui se livrent à l'étude de l'art dentaire, et comme ce n'est point à eux que je consacre cet opuscule, elle s'y trouverait entièrement déplacée. C'est aux hommes en général et aux dames en particulier que je m'adresse. Je veux faire sentir à tous l'importance et l'utilité des dents, et donner quelques conseils aux mères sur les soins qu'elles doivent à leurs enfans, à l'époque de la première et de la seconde dentition.

RÉFLEXIONS

SUCCINCTES

SUR LES DENTS ET LA DENTITION.

PREMIÈRE PARTIE.

CHEZ l'homme, comme chez tous les animaux qui sont pourvus de dents, ces organes sont les premiers instrumens de la nutrition : ils sont appropriés à l'instinct de chaque espèce, et à la nature des alimens dont elle aime à se nourrir.

Les rongeurs, tels que le castor, l'écureuil, etc., ont des incisives inférieures, courbes, très-longues, et armées, à leur bord tranchant, d'une lame striée ou d'un émail extrêmement dur. Ces dents ne changent jamais ; l'animal les conserve toute sa vie ; elles croissent avec l'âge, et reçoivent à leur base un continuel renouvellement de substance osseuse. Les ruminans n'ont des dents, sur le devant, qu'à la mâchoire inférieure, tandis qu'à la partie postérieure de leur bouche, ils ont des molaires supérieures et inférieures, armées d'un grand nombre de protubérances à leur partie triturante, et pénétrées intérieurement par plusieurs circonvolutions de la lame striée ou de l'émail. Les dents antérieures servent à ces espèces pour arracher l'herbe, les feuilles et les boutons de verdure dont elles se nourrissent, et les molaires, à les réduire en parties extrêmement ténues, au moyen du mouvement latéral très-étendu de leurs mâchoires. Les carnivores ont des dents très-tranchantes supérieurement et inférieurement : sur les côtés et sur le devant, ils ont des crochets très-forts à leur base, très-aigus à leur extrémité, et, dans le fond des molaires, portant à leur surface quelques éminences. C'est avec ces moyens terribles qu'ils dévorent les membres palpitans des animaux dont ils font leur proie.

Chez l'homme, l'organe dentaire se trouve rangé sur deux courbes osseuses elliptiques, l'une supérieure, l'autre inférieure ; la première est immobile, l'autre est susceptible de s'élever et de s'abaisser, ainsi que d'un mouvement latéral assez étendu. Quand cet organe est complet, il se compose de trente-deux dents, savoir : sur le devant de chaque mâchoire, quatre incisives, à chaque côté desquelles se trouve une cuspide ; viennent ensuite deux bicuspides, et enfin trois molaires, à l'une et à l'autre des parties postérieures.

Par la nature et la disposition de cet organe, on voit que l'homme n'est pas fait, comme le plus grand nombre des autres animaux, pour chercher ses alimens avec ses dents, mais pour se nourrir des fruits que sa main a cueillis, et des mets préparés par son art et son intelligence.

Les dents sont, chez nous, comme chez les quadrupèdes mammifères, les premiers instrumens de la nutrition; mais ce qui distingue éminemment l'homme, c'est que le double râtelier dont sa bouche est pourvue ajoute beaucoup à la grâce, à la noblesse et à l'expression de son visage. Soit que nous parlions, soit que nous souriions, nos lèvres, légèrement entr'ouvertes, laissent apercevoir nos incisives et nos cuspides; et lorsqu'elles sont propres, bien faites et bien rangées, leur beauté et leur bon ordre relèvent la vivacité de notre physionomie, les traits du génie que la nature y a gravés, et ajoute un nouvel éclat au vermillon de nos lèvres. Les dents sont donc pour nous non-seulement des organes utiles, et pour ainsi dire indispensables à notre digestion, mais elles sont encore un des plus précieux ornemens de notre face. Ce dernier avantage est exclusivement réservé à notre espèce : les brutes n'en jouissent point; leurs dents sont toujours couvertes par leurs lèvres, et si elles les montrent quelquefois, ce n'est ordinairement que dans la colère et en faisant une grimace hideuse. Je ne parle pas des défenses des sangliers et des dents de quelques bouldogues; on sait que leur saillie au dehors ne fait qu'ajouter à la laideur naturelle de ces animaux.

Ces considérations doivent nous faire sentir de quelle importance est chez l'homme l'organe dentaire. Avec de mauvaises dents, point de bonne digestion; c'est un adage dont la vérité a été reconnue par tous les médecins. Le bon état de nos dents est donc une des principales sources de notre bonne santé et de la vigueur de notre corps. Cette seule réflexion devrait nous engager à prendre tous les moyens de les conserver saines, du moins aussi long-temps que la vieillesse et des infirmités inévitables ne viennent pas y porter le ravage. Cependant on remarque que, même parmi les riches, il est un grand nombre de personnes qui négligent absolument ces organes essentiels. D'où vient cette étonnante indifférence? Sans doute de ce que la perte d'une dent n'est pas d'abord d'un grand désagrément; et, d'un autre côté, de ce que la dureté et l'insensibilité apparente de ces organes paraissent devoir les mettre à l'abri de l'action malfaisante du tartre et des autres matières infectes que les personnes insouciantes et malpropres laissent séjourner dans leur bouche. Mais on sait pourtant que la perte d'une dent entraîne ordinairement l'inutilité de celle qui lui correspond à l'autre mâchoire, et que toujours il en résulte une mastication plus difficile, moins parfaite, et conséquemment une digestion plus laborieuse que si on eût pris les soins et les précautions nécessaires pour conserver cet organe. Le mélange de phosphate de chaux et de substances muqueuses que l'on nomme tartre, et des autres matières dont j'ai déjà parlé, produit, si on les laisse séjourner sur les dents, une incrustation qui s'attache d'abord à l'émail, en flétrit l'éclat, rend l'haleine fétide, s'étend bientôt sur le collet, pénètre entre les racines et les gencives, détruit la connexion de la dent avec les parois de son alvéole, ne tarde pas à la rendre vacillante, et finit par en déterminer la chute.

Ce n'est pas seulement la perte d'une dent qui résulte de l'incurie que je signale, mais l'ébranlement de toutes celles où le mélange dont je viens de parler s'est accumulé, s'est durci, et a pénétré sur les racines. Si cette accumulation n'a eu lieu, ce qui arrive assez souvent, que d'un côté de la mâchoire, la mastication y devient douloureuse et conséquemment impossible; le dépôt augmente de jour en jour, et parvient quelquefois jusqu'au point de faire paraître la joue enflée à cette partie. En voilà assez, sans doute, pour faire sentir les funestes effets de l'indifférence que des personnes bien élevées, instruites, des médecins même fort habiles affectent pour la conservation de leurs dents et la propreté de leur bouche. Ces résultats qui regardent la santé sont assez frappans, et n'ont pas besoin de plus longs développemens pour être appréciés par les personnes qui tiennent à se conserver.

Mais, puisque la nature nous a donné les dents non-seulement comme des organes utiles, mais encore comme un ornement et un charme qu'elle a refusés aux autres animaux, il me semble qu'il est de notre dignité de les conserver dans un état parfait de propreté, et qu'il est du devoir de ceux qui soignent notre enfance de faire en sorte que notre appareil dentaire soit rangé dans l'ordre admirable et régulier que cette bienfaisante nature paraît lui avoir assigné.

C'est particulièrement aux dames que j'adresse cette partie de mon opuscule; les grâces enchanteresses, la beauté éclatante, les formes séduisantes, la voix touchante, dont elles sont ordinairement douées, tout doit les engager à faire leurs efforts pour conserver ces précieux avantages dans toute leur intégrité, ou, du moins, à ne pas s'exposer à en perdre les fruits par une coupable négligence et l'odieux contraste d'une bouche malpropre, d'une haleine infecte, d'un appareil dentaire noirci par le tartre, avec les roses de leurs lèvres, la fraîcheur, l'éclat de leurs joues, et la blancheur de lys qui relève les formes élégantes de leur sein.

Les mères de famille doivent, d'ailleurs, pour

la santé et la conservation de leurs enfans, se faire un devoir de veiller, avec les soins les plus scrupuleux et l'œil inquiet et scrutateur qui leur est propre, sur la bouche de ces êtres que leur tendre jeunesse et la faiblesse de leur âge rendent si intéressans, à l'époque de la première et de la seconde dentition. Avant d'examiner ce dernier sujet, qui regarde particulièrement les dames, et par lequel je terminerai cette brochure, j'entrerai dans quelques considérations sur les soins qu'en tout temps les dames doivent à leur bouche, pour conserver l'empire que les perfections de leur corps et la flexibilité ingénieuse de leur caractère et de leur imagination leur donnent sur l'autre sexe.

Tous les poètes de l'antiquité, depuis le plus sage des rois, jusqu'à Apulée, ont célébré la beauté des dents comme le plus grand charme et l'attrait le plus séduisant que peut présenter le visage d'une femme. Des dents blanches, des lèvres et des gencives vermeilles annoncent la fraîcheur de la perle sortant du sein de l'onde où elle fut formée, et le doux parfum de la reine des fleurs encore sur sa tige et couverte de la rosée du matin : une telle bouche appelle l'amour, et l'amour ne peut lui résister. Mais quand une voix enchanteresse, rendue plus harmonieuse et en même temps plus douce et plus touchante par l'obstacle que ce double rang de perles oppose à sa sortie, vient joindre à tant de charmes tous ceux qui peuvent flatter l'oreille et l'esprit, l'enchantement est inexprimable. Qui pourrait résister à tant d'attraits réunis et si puissans !

Rousseau a dit : *Il n'est point de femme laide avec de belles dents ;* et Benserade, avant le philosophe de Genève, parlant d'une demoiselle qu'il avait entendue chanter, et dont l'haleine était forte, à cause de la malpropreté de sa bouche, avait dit aussi : *Voilà une fort belle voix et de fort belles paroles ; mais l'air n'en vaut rien.* Les expressions de ces deux écrivains célèbres suffiraient pour faire sentir les avantages qui résultent, pour les femmes, du soin qu'elles prennent de tenir leur bouche dans un état de propreté parfaite ; et les désagrémens que peut leur attirer leur négligence à cet égard, même de la part d'un homme aussi poli que l'était Benserade. Mais à cette observation je crois devoir en joindre de plus essentielles encore.

Toutes les femmes, quels que soient leur rang et leur fortune, doivent chercher à plaire, à moins qu'elles ne se résignent au parti de renoncer au monde. Elles sont faites pour charmer notre vie ; nous sommes, comme époux, destinés à leur servir d'appui ; elles doivent s'unir à nous par les liens de l'amour, comme la vigne se lie à l'ormeau, comme le lierre s'attache au chêne. Mais l'amour, elles ne peuvent l'inspirer que par les charmes physiques ou par ceux de l'esprit, et même les hommes délicats ne se laissent séduire que par ce double mérite. Eh bien, qu'une femme ait les charmes des trois déesses qui disputèrent la pomme au pied du mont Ida; si en souriant, si en parlant, elle montre un appareil dentaire irrégulier, des espaces vides dans ses mâchoires, ou des dents jaunes entassées l'une sur l'autre, qu'elle ne s'attende à recevoir d'aucun homme de goût le prix de sa beauté. Des dents mal arrangées font présumer un estomach faible, incapable de bien digérer, et par conséquent une haleine forte; des dents malpropres, jaunâtres ou noires en sont le signe infaillible; et ce qui blesse l'odorat a toujours repoussé et repoussera toujours l'amour. Il n'est point de perfections physiques qui tiennent contre un pareil défaut.

Sans doute on peut aimer une femme distinguée par son esprit, par la douceur de ses discours, les charmes de son éloquence et de sa voix, quelque dégoût qu'ait pu d'ailleurs inspirer l'aspect de ses dents. Mais si elle continue de négliger ces organes, bientôt elle les perdra; dès-lors sa voix cessera d'être claire, sonore et touchante; son esprit sera nul pour les autres, puisqu'il ne pourra plus se produire au dehors; son élocution cessera de charmer, des rides couvriront sa figure, son menton se rapprochera de son nez; elle offrira dans l'âge mûr tous les traits de la vieillesse, enfin, tout ce qui, dans la fée Urgelle, causait tant de répugnance au chevalier Robert, sans pouvoir faire briller encore cet esprit vif et pénétrant qui, d'un autre côté, charmait ce pauvre chevalier, et finit par le déterminer au plus révoltant des sacrifices.

Ainsi, quelles que soient les perfections du corps et de l'esprit d'une dame, je lui conseille, si elle veut plaire et plaire toujours, de bien se garder de négliger ses dents.

Mais en quoi consiste la beauté des dents? C'est ce que je vais examiner en peu de mots.

La beauté des dents consiste d'abord dans la régularité de l'appareil dentaire; pour qu'il soit régulier, il faut que chaque dent ait la forme qui lui a été assignée par la nature, et qu'elles soient toutes placées, à chaque mâchoire, dans l'ordre suivant :

Les deux incisives centrales de la mâchoire supérieure doivent être disposées de manière à tomber, dans l'acte de la mastication, sur les incisives centrales et latérales inférieures; celles-là doivent même couvrir une partie de la hauteur de celles-ci, quand la bouche est close.

Les incisives latérales supérieures doivent agir sur les latérales et les cuspides inférieures.

L'action des cuspides supérieures doit avoir lieu entre les cuspides et les premières bicuspides inférieures.

Celle des premières bicuspides supérieures doit s'exercer entre les deux bicuspides inférieures; et celle de la dernière bicuspide supérieure, entre la dernière des inférieures et la première molaire. Enfin, il doit être de même pour les molaires supérieures, dont la dernière doit déborder de près d'un tiers de sa grosseur, du côté de l'apophyse coronoïde ou du coudyle, la dent de sagesse inférieure.

On voit que, par cet arrangement, la nature s'est proposé la conservation de son ouvrage, et que, pour préserver les dents d'une destruction trop rapide, elle n'a pas voulu que l'action de chacune d'elles s'exerçât directement et en plein sur celle qui lui correspond; mais elle a prétendu qu'elle passât de l'une sur deux autres: ainsi, l'effort ayant lieu sur leurs côtés, elles sont, par ce moyen, garanties l'une et l'autre d'une destruction trop prompte, et la mastication en devient plus parfaite et plus facile.

Mais cet ordre admirable, auquel peu de chirurgiens-dentistes donnent une attention suffisante, s'est souvent dérangé dans la seconde dentition, par des causes anatomiques, auxquelles il n'appartient qu'aux hommes habiles dans leur profession de porter remède. Il est donc du devoir des parens d'appeler les secours du chirurgien, dès qu'ils s'aperçoivent que le second appareil dentaire ne se forme pas aussi régulièrement que la nature l'exige, puisqu'il est vrai de dire que la moindre négligence à cet égard peut causer des difformités difficiles à réparer, souvent irréparables, et même quelquefois la prompte destruction de l'organe dentaire.

La blancheur des dents est encore un des caractères de leur beauté ; tous les peuples de l'Europe et le plus grand nombre de ceux de l'Asie ont été, dans tous les temps, d'accord sur ce point : on peut lire. à cet égard, Homère, Virgile, Horace, Ovide, Juvénal, Martial, Apulée : ils nous rapportent l'opinion de leurs contemporains, qui se trouve parfaitement d'accord avec la nôtre. Cependant, quelques auteurs ont prétendu que la blancheur et l'éclat de la lame striée, que l'on nomme vulgairement l'*émail*, était souvent un signe de son peu de solidité. C'est l'opinion de Fox ; il prétend même que ces dents qui portent des taches vertes ou jaunâtres, tristes résultats de l'érosion ou de l'atrophie, durent plus long-temps que celles qui en sont exemptes. Mais cette opinion est une erreur manifeste ; elle èst contredite par les faits ; elle contredit elle-même les vues de la nature, qui certainement n'a pu se proposer de dégrader son ouvrage pour le rendre plus durable.

Il peut bien se faire que la blancheur éclatante de la perle ne soit pas la couleur qui convienne à la couverture de la dent, mais certainement la blancheur de lait est un signe irréfragable de sa perfection et de sa bonne composition. Je ne puis m'empêcher de féliciter les dames qui ont des dents de cette couleur ; je les engagerai toujours à employer tous leurs soins pour les conserver dans cet état, et je leur indiquerai les moyens d'y parvenir, après avoir dit un mot de ces taches dont je viens de faire mention.

Ces nuances hideuses ne sont autre chose que le résultat de l'atrophie ou d'une diminution de substance de la dent; nul dentifrice, nul cosmétique, ne peut les faire disparaître ni les atténuer; l'instrument d'un dentiste habile peut seul parvenir à ce but, et donner à l'organe la beauté, l'uniformité et la régularité qu'une dame doit toujours désirer.

Mais quand l'appareil dentaire s'est montré avec toute sa perfection, peu de soins et des soins très-faciles suffisent pour lui conserver toute sa beauté et même pour le préserver d'une foule d'accidens que j'ai déjà signalés plus haut, et parmi lesquels il faut compter l'ébranlement et la carie de l'organe.

Eustachius, célèbre anatomiste du seizième siècle, en parlant de la lame striée qui recouvre les dents, dit : « Elle est blanche, claire, et polie par » la nature avec un art admirable (*alba est et nitida, à naturâ admirabili arte polita*) ». C'est donc au poli de l'émail qu'il faut attribuer la blancheur des dents : cela est si vrai que, lorsqu'elles sont noirâtres ou jaunâtres, on remarque sur leur couverture une substance étrangère très-fine, qui y adhère fortement, et s'unit intimement à toutes les inégalités qui s'y trouvent. Dans cette circonstance, il faut des soins assidus pour conserver leur beauté; cependant, l'emploi journalier de la brosse un peu rude et des collutoires d'eau fraîche suffisent ordinairement. Il n'est pas mauvais de se servir aussi de quelques dentifrices préparés par un dentiste versé dans la connaissance de toutes les parties de son art. Mais il faut bien se garder de recourir à ces drogues qui ont la propriété de prêter momentanément aux dents une blancheur éblouissante; elles sont composées d'acides qui attaquent la lame striée, agissent sur le corps de la dent et finissent par en détruire la solidité. Il faut sur-tout bien se garder d'employer comme dentifrices le vinaigre, le citron et les acides minéraux. C'est cependant des derniers que se servent ces charlatans que la police devrait proscrire, et qui cependant vendent publiquement des eaux et des poudres merveilleuses pour blanchir les dents.

Celles qui sont parfaitement polies ne sont point aussi sujettes à se charger de cette substance étrangère que l'on nomme tartre, que celles dont je viens de parler. Le frottement qu'éprouvent ces organes dans la mastication tend à les en préserver; mais il ne dispense pas de se laver la bouche avec de l'eau fraîche, en se levant et après le repas.

L'usage du curedent est aussi indispensable pour maintenir la propreté de la bouche; mais il faut rejeter l'emploi de toute substance dure, et se servir de préférence de plumes d'oie, qui, à cause de leur flexibilité, n'attaquent jamais le corps de la dent.

L'observation exacte de ces conseils suffira pour entretenir long-temps la blancheur et la solidité des dents, lorsqu'elles ne seront ni cariées ni douloureuses, et lorsque les gencives seront saines. Mais lorsqu'on y apercevra une tache noire, indice certain de la carie, lorsqu'elles seront douloureuses, lorsque le tartre s'y sera accumulé, lorsque les gencives seront molles, saignantes ou enflammées, il faudra nécessairement et sans délai recourir aux conseils, à la main et aux instrumens du dentiste; et quoique d'anciens préjugés empêchent une foule de personnes de se faire nettoyer la bouche, persuadées sont-elles que ces derniers ne sont autre chose que des agens destructeurs de la lame striée; je crois, appuyé de l'expérience des vieux praticiens, pouvoir faire reconnaître à chacun son erreur, et prouver que, conduits par une main légère et habituée à l'opération, ces instrumens procurent des effets incontestables, en enlevant de dessus la dent ce qui peut nuire, non-seulement à cet organe, mais encore aux gencives, la plupart du temps détruites par cette incrustation calcaire qu'on remarque bientôt chez les personnes peu soigneuses de leur bouche.

Telles sont les observations que j'ai cru devoir adresser aux hommes en général et aux dames en particulier, sur les soins nécessaires pour conserver leurs dents belles et solides jusqu'à un âge avancé. J'espère que ce sexe, dont les graces, l'esprit et la douceur font le charme et les délices de la société, voudra accueillir avec bienveillance mon zèle et mes efforts pour lui être de quelque utilité.

FIN DE LA PREMIÈRE PARTIE.

RÉFLEXIONS

SUCCINCTES

SUR LES DENTS ET LA DENTITION.

SECONDE PARTIE.

La structure du corps humain est si compliquée, si délicate, qu'à toutes les époques de sa vie, l'homme est sujet à des maladies sans nombre. C'est sur-tout dans l'enfance, où l'irritabilité est extrême, où la vie organique se développe avec la plus grande énergie, tandis que la sensibilité animale paraît encore ensevelie dans un sommeil profond, que notre constitution est exposée à être dangereusement affectée par les causes les plus légères : aussi voit-on souvent beaucoup de symptômes morbifiques se déclarer dans les premiers temps de l'enfance, et principalement dans celui où les dents commencent à sortir des gencives.

C'est à cette époque fatale que les mères doivent veiller avec une attention scrupuleuse sur les petits êtres auxquels elles ont donné l'existence. Ici, je m'adresse à celles qui ne consentent point à confier à des mains mercenaires le soin de nourrir ces êtres intéressans qu'elles ont portés pendant neuf mois dans leur sein, où ils se sont formés de leur propre sang. Celles-là seules sont entièrement mères, celles-là seules entendent bien leurs intérêts et ceux de leurs enfans.

En effet, est-ce assez pour être mère que de porter pendant neuf mois un fardeau que l'amour impose à la femme, et dont la nature seule peut la délivrer? Ce titre n'est-il pas plutôt dû à celle qui se consacre volontairement à ces soins assidus et minutieux qu'exige la faiblesse de l'enfance? Elle en est récompensée par le premier regard, le premier sourire, le premier baiser de celui auquel elle a donné le jour. Elle le voit croître sous ses yeux; autant par sa vigilance elle lui a épargné de douleurs, autant elle s'est procuré de durables et douces jouissances : c'est elle seule qu'il cherche, c'est elle seule qu'il caresse; si elle s'éloigne, il pleure; quand elle revient, il sourit, il lui tend ses bras débiles, et semble déjà lui exprimer ce sentiment de reconnaissance qu'il éprouvera dans la suite. Ces douceurs sont refusées aux mères qui repoussent les devoirs de l'allaitement; la nature, d'ailleurs, pour les punir de leur coupable insouciance, semble les avoir condamnées à des maladies nombreuses et à des infirmités précoces dont celles qui n'ont point rejeté ces devoirs sacrés, sont ordinairement et presque toujours exemptes. O vous, qui consentez à livrer votre enfant aux soins d'une nourrice, croyez-vous qu'il trouvera chez elle cette vive tendresse que la nature n'a placée qu'au cœur d'une mère, et qui semble devenir plus vive, à mesure que se développent les forces et la santé de l'être qu'elle abreuve du lait de son sein?

Croyez-vous que, pour l'intérêt de son nourrisson, cette femme mercenaire se privera de son régime ordinaire, et s'astreindra à celui qui convient à celles qui allaitent? Si vous avez cette confiance, on pourrait vous accuser d'une aveugle crédulité : parcourez les campagnes, où la plupart des mères qui habitent les grandes villes envoient leurs enfans, et vous serez bientôt désabusés. Vous y verrez les nourrices auxquelles on a confié ces enfans, les abandonner une grande partie du jour, pour se livrer au travail des champs, leur rapporter le soir un sein desséché par la fatigue, un lait aigri et malsain; de là ces maladies qui si souvent accompagnent la dentition; et s'il est vrai que le sixième des enfans périsse de ces maladies, c'est presque toujours à l'indifférence des nourrices, au mauvais régime qu'elles suivent, qu'il faut attribuer ces malheurs particuliers à l'espèce humaine.

et dont les autres mammifères sont exempts. Mais, dira une mère, je suis d'une constitution faible et délicate, je ne puis nourrir : croyez-moi, lui répondrai-je, si vous avez eu la force de porter pendant neuf mois dans votre sein et de mettre au monde un enfant bien constitué, nourrissez-le, et vous verrez votre tempérament se fortifier, et vos forces s'accroître avec les siennes. Mais l'air de la campagne est plus sain que celui de la ville : eh! quel air convient mieux à votre enfant que celui au milieu duquel il a été formé? Mais le lait de la nourrice est plus substantiel que le mien : qu'en savez-vous? quel lait peut, d'ailleurs, être plus analogue au tempérament d'un enfant, que celui qui part de la source où il a puisé l'existence!

Mais si l'éloquence de l'auteur d'Émile, si les conseils des plus habiles médecins n'ont pu déterminer toutes les mères à remplir un devoir que leur impose la nature, que pourra ma faible voix sur des cœurs que n'a pu toucher celle de tant d'hommes illustres!

Je le répète donc, c'est aux dames qui ont le courage et la vertu d'être entièrement mères, que j'adresse cette partie de mon opuscule, et je les prie de la lire avec toute l'attention que doit leur inspirer une matière aussi intéressante pour les cœurs vraiment maternels. Cependant, comme il est dans la société quelques circonstances qui peuvent empêcher une mère de nourrir, je lui conseillerai de ne pas s'en rapporter à elle sur le choix de la femme à qui elle en confiera l'exécution. Elle doit, en ce cas, toujours recourir aux lumières d'un médecin habile; et si sa fortune le lui permet, elle gardera la nourrice dans sa propre maison. De cette manière, elle la surveillera mieux; et si elle est privée des douceurs de l'allaitement, elle jouira du plaisir de voir croître son enfant, et de lui donner quelques faibles soins.

Les dents commencent à se former peu de temps après la conception. Dans un fœtus de quatre mois, on trouve les rudimens de douze dents à chaque mâchoire, savoir ceux des dents de lait, que j'appellerai temporaires, et ceux des deux premières molaires des adultes, que j'appellerai immuables. Ces rudimens sont des follicules membraneux contenus dans des alvéoles, et isolés par de minces cloisons. Ils ont pour enveloppe une membrane séreuse, et contiennent une pulpe située à l'extrémité des vaisseaux et des nerfs qui les pénètrent. Dans un fœtus de huit mois, les dents temporaires ou de lait ont fait de grands progrès dans leur formation, et sont toutes placées dans des alvéoles particuliers. Enfin, à la naissance, toutes les pulpes mêmes des molaires sont couvertes, du moins à leur surface supérieure, de leur coquille et de leur couverture extérieure.

Tout autre détail sur la marche de la nature dans la formation des deux substances qui entrent dans la composition des dents, serait inutile. Ici, il suffit que les mères sachent, afin de n'etre pas induites en erreur sur la dentition de leurs enfans, que la séreuse qui a servi à la formation de cette lame blanche et polie qui recouvre la couronne, c'est-à-dire la partie qui sort des gencives, se trouve détruite en cet endroit, après avoir rempli cette fonction; qu'elle adhère au collet, c'est-à-dire au point où la gencive doit se joindre à la dent, et que de là cette membrane séreuse s'étend vers le fond de l'alvéole dont elle forme le périoste, ainsi que celui des racines de la dent; on conçoit donc que le périoste de l'alvéole et les racines des dents sont les parties de l'organe dentaire que la nature forme les dernières. Ce que je viens de dire est de la plus grande importance, parce qu'il tend à réfuter l'opinion de ces médecins qui ont mis en vogue la méthode d'inciser les gencives, pour favoriser la première dentition, et dont la plupart ignoraient les procédés de la nature dans la formation de l'organe dentaire, et ne savaient pas même l'ordre dans lequel les dents paraissent ordinairement. Parmi ces docteurs, sont de la Soone, qui s'imaginait que la couronne des dents perçait, parce qu'à mesure que les racines se forment, il faut nécessairement que le corps de la dent déchire la gencive qui est plus molle que le fond de l'alvéole sur lequel ces racines reposent; Undervood, qui croyait que la membrane séreuse se distendait et se déchirait, à mesure que le corps de la dent s'élevait, ce qui était la cause des convulsions qu'éprouvent les enfans dans la dentition; Wanswiéten, qui partageait cette opinion, quoiqu'il eût avancé que les dents de lait n'avaient pas de racine; Hunter, qui dit que lorsqu'une dent perce la gencive, la membrane est également perforée, après quoi, elle commence à se détruire. Mais il est facile de se convaincre de la fausseté de ces opinions, lorsque l'on pense que si elles avaient la moindre vraisemblance, la membrane se trouverait renversée et tournée à l'envers après l'éruption de la dent au collet de laquelle elle adhère; ce qui n'arrive jamais. Il est donc certain que cette membrane s'élève en même temps que le corps de la dent, et s'absorbe à mesure qu'elle a formé la lame striée ou l'émail. Cette vérité incontestable fait déjà disparaître un des motifs sur lesquels les partisans de l'incision des gencives ont fondé leur ridicule théorie. Je reviendrai sur cette matière importante, après avoir expliqué l'ordre dans lequel s'exécute ordinairement la première dentition.

Comme les dents ne commencent pas à se former sous la gencive toutes en même temps, c'est toujours celles qui ont commencé à se former les premières, qui sont les premières parfaites, et qui conséquemment font leur éruption les premières. Or, on a observé que les corps des incisives centrales étaient les plus parfaits à l'époque de la naissance ; que les incisives latérales et les molaires antérieures s'éloignaient beaucoup moins de la perfection, que les cuspides et les molaires postérieures : d'où il a été facile de connaître l'ordre dans lequel les dents font leur éruption, lorsque cette fonction de la nature n'est troublée par aucune cause extraordinaire.

C'est ordinairement vers le sixième, le septième et le huitième mois après la naissance, que cette fonction commence à s'exercer. Ce sont presque toujours les incisives centrales de la mâchoire inférieure qui paraissent les premières : quinze jours ou trois semaines après, percent les correspondantes de la mâchoire supérieure ; bientôt après, on voit naître les latérales inférieures, qui sont suivies de près par les supérieures. A cette éruption succède celle des molaires antérieures des deux mâchoires, qui a lieu presque en même temps entre le dixième et le douzième mois ; c'est entre le seizième et le vingtième que se manifestent les cuspides, d'abord les inférieures, ensuite les supérieures : enfin, la dentition se termine ordinairement entre le vingtième et le trentième mois, par la sortie des molaires postérieures, qui a lieu dans le même ordre que celle des cuspides. Ainsi, c'est vers la seconde et la troisième année, que la série des dents temporaires se trouve complète.

Il est vraisemblable que la nature suivrait toujours cet ordre, si elle n'en était pas détournée par des causes qui peuvent dépendre autant de la santé de la mère, que de la constitution et de la santé de l'enfant après sa naissance. Quoi qu'il en soit, on remarque, dans la première comme dans la seconde dentition, beaucoup d'anomalies; on a vu des enfans naître, comme Louis XIV, avec une ou plusieurs incisives : on en a vu d'autres qui n'avaient encore aucune dent à trois et même à quatre ans. M. Blew, chirurgien-dentiste du roi d'Angleterre, rapporte le cas du fils d'un baigneur de Douvres, qui, quoique agé de dix-huit ans, n'avait à chaque mâchoire qu'une seule dent, savoir la cuspide droite supérieure et la cuspide gauche inférieure ; ces dents, qui avaient paru dans l'enfance, étaient tombées pour faire place à deux permanentes. Ce chirurgien ajoute que la partie supérieure de la figure de ce jeune homme présentait la vivacité et les grâces qui sont les attributs de cet âge, tandis que la partie inférieure offrait les rides et l'aspect rebutant de la décrépitude.

Quelquefois les molaires antérieures paraissent avant les incisives latérales, et les incisives de la mâchoire supérieure, avant celles de la mâchoire inférieure : d'autres fois les molaires postérieures précèdent les cuspides, mais, contre l'opinion de Hunter et de M. Murat, qui l'a répétée dans le Dictionnaire des sciences médicales, jamais les cuspides ne précèdent les molaires antérieures. Je pourrais rapporter encore un grand nombre d'autres anomalies, mais les exceptions ne détruisent pas la règle générale à laquelle la nature s'astreint toujours, lorsqu'elle n'est pas troublée dans ses fonctions par quelques accidens, ou des causes qui lui sont étrangères.

D'ailleurs, une mère connaît toujours le temps où une dent doit paraître; car en examinant la gencive, elle la trouvera au-dessus de cette dent plus élevée qu'ailleurs, et souvent assez mince pour que la forme de l'organe se dessine à travers.

Presque toujours le premier appareil dentaire se forme d'une manière régulière; et quand même il présenterait quelques irrégularités, il serait inutile et cruel de faire souffrir l'enfant pour les réparer, puisque cet appareil ne doit durer dans son intégrité que jusqu'à l'âge de sept à huit ans.

Voilà ce que j'avais à dire sur l'ordre dans lequel s'opère la première dentition, ordre que n'ont pas même connu ceux qui prétendent que les maladies qui la compliquent font périr la sixième partie des enfans, tandis qu'il est vrai de dire que sur vingt il n'en est pas un qui soit dangereusement malade durant le temps que la nature emploie à remplir cette fonction.

« On regarde, dit le docteur Cadoogan, l'érup-
» tion des dents comme fatale à un grand nombre
» d'enfans; mais je suis persuadé que c'est contre
» les vues de la nature; la dentition n'est point
» une maladie; si c'en était une, nous ne serions

» pas en bonne santé depuis la première jusqu'à » la vingtième année de notre vie ; car nos dents » se forment et percent pendant la plus grande » partie de ce temps, et selon mon opinion, » les dernières dents qui veulent sortir doi- » vent causer plus de peine que les premières, » puisque les os et les gencives qu'elles ont à tra- » verser, sont chez les adultes beaucoup plus fer- » mes que chez les enfans ».

Deux hommes célèbres dans l'art de guérir, miss Wichman et Heicher, partagent l'opinion du docteur Cadoogan, et pensent avec raison, comme pensait Mercurialis il y a cent ans, que l'intention de la nature n'étant point de créer des maladies, la dentition n'en était pas une.

Le docteur Krebel, dans sa thèse soutenue à Leipsik en 1800, partage la théorie de ces hommes habiles que déjà Blake avait défendue avec un grand succès à Édimbourg en 1798.

Ce dernier, dont personne n'a surpassé les connaissances en ce qui regarde la physiologie des dents, et qui exerce encore avec un grand succès à Dublin la chirurgie dentaire, assure avec raison qu'il faut bien se garder d'attribuer à la dentition les maladies qui souvent l'accompagnent : elles lui sont étrangères et ne l'ont point pour cause, quoi qu'en aient dit certains médecins qui les attribuent aux efforts violens que fait la dent qui perce ou va percer, pour déchirer la gencive.

Selon Hippocrate, ce sont les canines ou cuspides qui causent les plus violentes affections ; selon Boheraave, ce sont toutes les dents aiguës et tranchantes; Wanswieten pense comme Hippocrate ; Fauchard dit que « les molaires qui sont plus grosses que les autres dents et presque carrées percent les gencives avec plus de violence ; mais que comme elles sont plus tardives, et que l'enfant a plus d'âge et de forces, il supporte plus aisément la douleur ». Underwood prétend, au contraire, que c'est l'éruption des molaires qui cause la fièvre, la diarrhée et les convulsions, et il conseille d'ouvrir la gencive au-dessus de ces dents, à plusieurs reprises. Sydenham dit que « les fièvres que produit la dentition, sont difficiles à distinguer des autres; qu'il a été souvent embarrassé dans leur traitement; mais qu'enfin il a trouvé un remède infaillible, qui consiste en deux, trois ou quatre gouttes d'esprit de corne de cerf dans une cuillerée ou deux d'eau de cerises, ou de tout autre julep approprié, administrées cinq à six fois, de quatre heures en quatre heures ».

La contradiction qui règne entre les opinions de ces docteurs, d'ailleurs si justement célèbres, prouve que, quand ils voulaient parler de la dentition, il leur était impossible de s'entendre, parce qu'ils ne connaissaient pas la matière dont ils s'occupaient ; car il n'est pas probable qu'une irritation et des convulsions aussi violentes que celles que l'on suppose produites par la dentition, aient été calmées si souvent que le prétend Sydenham, par un remède aussi simple que l'esprit de corne de cerf, quoique Boheraave prétende s'être servi avec succès dans les mêmes cas de l'alkali volatil. Il faut croire, dit le docteur Blake, auquel j'emprunte quelques-unes de ces observations, que ces convulsions devaient être attribuées non à l'éruption des dents, mais à quelque vice du ventricule.

Maintenant, tout le monde sait que pendant le temps que la dent met à se former dans son alvéole, les bords de celui-ci se rapprochent, pour prêter un appui à la gencive ; que lorsque la couronne de la dent est formée, la membrane séreuse qui a déposé la substance de la lame striée, se trouve absorbée ; que le corps de la dent s'élève à mesure que la racine s'alonge, sans que pour cela il y ait pression au fond de l'alvéole, d'ailleurs plus irritable que la gencive elle-même ; qu'en vertu de l'extensibilité qui leur appartient, les lames alvéolaires s'étendent pour ouvrir passage à la dent dont la surface ou le bord supérieur se trouve en contact avec la gencive ; que celle-ci s'absorbe insensiblement et se trouve traversée, sans qu'il y ait ni pression ni lacération violente, enfin, sans qu'il puisse naître de la dentition aucune de ces affections violentes qui lui ont été, comme on vient de le voir, attribuées par tant et de si habiles docteurs. Si l'éruption des dents était le résultat des efforts que fait la dent pour déchirer sa membrane et sa gencive, elle serait toujours accompagnée de violentes douleurs, tandis que parfois elle ne l'est pas même de la moindre irritation, ni de la plus légère plainte de la part de l'enfant, et que souvent la mère est toute étonnée de lui trouver le matin une dent nouvelle, sans que dans la nuit elle lui ait entendu pousser un seul cri. Cette circonstance suffit pour prouver que, dans beaucoup de cas, il convient d'abandonner la dentition aux soins de le nature dont elle est l'ouvrage; cependant, pendant tout le temps de l'allaitement, une mère tendre doit éviter de faire usage des boissons et des mets qui seraient propres à aigrir et à échauffer son lait : il résulterait d'un lait vicié une irritation de tout le système organique de l'enfant, et des maladies qui dérangeraient la marche ordinaire de la dentition, en diminuant l'action des absorbans; car ce sont les maladies et les mauvais alimens qui rendent la dentition difficile; mais jamais, ou du moins presque jamais, les maladies ne sont le résultat de la dentition.

Cependant, comme la nature est quelquefois trop lente dans sa marche, il est bien de venir à son secours; et comme d'autres fois elle s'écarte de la route ordinaire, il est bon aussi de chercher les moyens de l'y ramener.

Je me bornerai à donner sur ces deux objets quelques conseils que je tâcherai de mettre à la portée des nourrices et des mères de famille, qui, dans les cas compliqués ou difficiles, devront toujours avoir recours à un dentiste expérimenté, ou à un médecin exempt des préjugés que je viens de signaler. Il est sans doute des cas où l'incision de la gencive devient nécessaire; mais c'est une opération qui ne peut être faite qu'avec précaution, par une main habile, et sur-tout dans le temps convenable, toujours marqué par l'élévation de la gencive au-dessus de la dent qui est sur le point de percer, et dont la résistance de cette gencive retarde la marche (1).

Toujours le travail des dents se manifeste par un peu de chaleur aux gencives, par une salivation légère, par une titillation peu douloureuse, qui engage le nourrisson à porter à sa bouche ses petits doigts et tout ce qu'il peut prendre avec ses mains, et à serrer, pendant qu'il tette, le mamelon de sa nourrice; il semble désirer fréquemment le sein et en général toutes les boissons. Ces indices d'une dentition heureuse ne prescrivent aucune précaution; il faut seulement alors humecter souvent la bouche de l'enfant, satisfaire le désir qu'il a de boire, en

(1) On doit voir, d'après le moment où l'on conseille de faire cette opération, qu'elle l'est plutôt pour la dent elle-même, que pour prévenir ou éloigner tout autre désagrément.

lui donnant de l'eau sucrée, lui présenter souvent le sein, ne lui donner d'autre aliment que le lait de sa nourrice, éloigner tous les corps durs qu'il pourrait porter à sa bouche, et lui permettre d'y porter ses doigts autant et aussi souvent qu'il lui plaira de le faire ; la nourrice elle-même pourra de temps en temps passer son doigt sur la gencive de l'enfant, auquel ce léger mouvement ne manquera pas de causer de la satisfaction.

Si le lait de la nourrice n'est ni assez abondant ni assez substantiel pour suffire à l'enfant, on y suppléera par des crêmes de pain de riz et par un mélange de lait de vache et d'émulsion.

Mais souvent, au lieu d'une légère chaleur aux gencives, il s'y manifeste une rougeur et un gonflement considérables avec tous les symptômes de l'inflammation : alors l'action des absorbans est suspendue, tandis que celle des vaisseaux sanguins a pris plus de force qu'elle ne doit en avoir : il faut donc chercher à exciter l'énergie des uns et à diminuer celle des autres. On y parviendra par le moyen des boissons adoucissantes, des lavemens émolliens, des bains tièdes et des lotions mucilagineuses sur la partie enflammée.

Mais si la phlogose des gencives résiste à ces moyens, si l'irritation devient générale, si elle s'étend à la face et au canal intestinal, si elle coïncide avec le vômissement, le dévoiement, l'insomnie, la fièvre, les convulsions, ou même avec un seul de ces symptômes, quelques conseils que je puisse donner à une mère, elle ne serait pas en état de les mettre en pratique. Il faut nécessairement qu'elle invoque le secours d'un chirurgien-dentiste, qui emploiera les moyens que lui indiqueront la pathologie et la thérapeutique de son art.

Voilà tout ce que j'avais à dire sur la première dentition, j'aurais pu m'étendre beaucoup plus sur cette matière importante, si j'avais prétendu la traiter à fond, mais je n'ai eu que le désir d'éveiller l'attention des mères sur leurs enfans, lorsqu'ils se trouvent dans cette circonstance, sentant bien qu'il ne m'appartient pas, au moment où j'entre dans la carrière, de discuter profondément un sujet qui a été l'objet des méditations d'un si grand nombre de médecins et de chirurgiens distingués par leurs lumières et instruits par une longue expérience.

Je dirai peu de choses sur la seconde dentition.

On entend par cette fonction de la nature, l'apparition des quatre premières molaires immuables, la chute des vingt dents temporaires de mue, leur remplacement par autant de permanentes, et enfin l'éruption des huit molaires immuables. Pour bien concevoir la marche de la nature dans cette seconde période de la dentition, il est nécessaire de savoir que si l'on examine les mâchoires d'un enfant de quatre à cinq ans, on trouve au-dessous et derrière les dents primitives, une seconde rangée de dents déjà très-avancées dans leur formation, qui sont en même nombre que celles qu'elles doivent remplacer, et plus grosses qu'elles, quoique logées dans un cercle plus étroit. Il en résulte que ces dents permanentes chevauchent les unes sur les autres, excepté cependant les bicuspides, qui sont plus petites que les molaires primitives, et sont logées entre les racines de celles-ci. Quant aux molaires immuables, elles se développent dans la mâchoire inférieure, entre l'apophyse coronoïde et la dernière molaire temporaire, et dans la mâchoire supérieure, entre cette molaire et le tubercule. Toutes ces dents sont séparées des premières par de minces cloisons.

Il résulte de cela qu'à l'époque de la vie dont je viens de parler, il existe dans chacune des mâchoires d'un enfant, dix dents au-dehors et seize qui se forment sous la gencive, soit à côté des premières, soit derrière leurs racines.

A mesure que les dents du second appareil se développent, on voit leur système vasculaire se prononcer, et celui des dents temporaires diminuer; on remarque que l'épaisseur de la cloison des alvéoles diminue, que les racines des premières dents, et même l'intérieur de leurs couronnes se détruisent.

C'est ordinairement vers l'âge de sept ans que commence cette révolution dans la bouche des enfans : comme elle est fondée sur le système de l'absorption des racines des dents temporaires, rarement elle est accompagnée de douleurs, mais il résulte souvent de la persistance de ces racines, et de l'étendue insuffisante de la partie antérieure des bords des mâchoires, que les secondes incisives et les secondes cuspides se placent irrégulièrement.

La prudence particulière des mères ni leurs soins personnels ne peuvent rien contre cette irrégularité assez fréquente; lorsqu'elles remarqueront qu'elle doit avoir lieu, il faut nécessairement qu'elles s'adressent à un homme de l'art, qui seul pourra y porter remède.

FIN.

www.ingramcontent.com/pod-product-compliance
Lightning Source LLC
LaVergne TN
LVHW050500160826
845677LV00003B/853

* 9 7 8 2 3 2 9 6 6 7 7 7 5 *